Das Unv

Keto-Slow-Cooker-

Kochbuch

Der Beste Ratgeber Mit Einfachen Und Leckeren

Keto-Slow-Cooker-Rezepten Für Jede Mahlzeit Zum

Abnehmen Und Fettverbrennen

Jasmine Reyes - Wanda Hoppe

Hinweis auf den Haftungsausschluss:

Informationen entstehen, einschließlich, aber nicht beschränkt

auf Fehler, Auslassungen oder Ungenauigkeiten.

Inhaltsverzeichnis

Einleitung

Vielen Dank für den Kauf *Das Unverzichtbare Keto-Slow-Cooker-Kochbuch: Der Beste Ratgeber Mit Einfachen Und Leckeren Keto-Slow-Cooker-Rezepten Für Jede Mahlzeit Zum Abnehmen Und Fettverbrennen.*

Mit einem langsamen Herd ist eine mühelose, schnelle und flexiblere Methode des Kochens in jedem Haus. Es erfordert keine Kochkünste; es spart Ihre Zeit, weil der langsame Herd die ganze Arbeitszeit für Sie macht, es ist wirklich sicher und es kann auch an jedem Ort wie einem Hotelzimmer oder sogar einem Studentenwohnheim verwendet werden, weil es einen Wasserkocher wie Form hat, so dass es tragbarer als ein Herd. In den folgenden Anleitungen werden wir einige der grundlegenden Möglichkeiten besprechen, die nützlich sind, um sicherzustellen, dass Sie das Beste aus Ihrem langsamen Herd herausholen.

Was es ist.

Der langsame Herd erschien 1970 und wurde als Bohnentopf vermarktet. Aber als es modifiziert wurde, begannen die Leute, es zu verwenden, um Lebensmittel zu erwärmen und es für längere Zeit warm zu halten. Und schauen Sie, wie weit wir gekommen sind: Die Leute kochen leckere, gesunde Mahlzeiten damit. Es ist ein perfektes kleines Küchengerät, das aus einem Glasdeckel, Porzellan oder Keramiktopf (es ist in der Heizungseinheit) und natürlich einem Heizelement besteht. Der moderne Slow Cooker kann oval oder rund in Form und verschiedenen Größen von klein bis groß sein. Alle Slow Cooker haben zwei Einstellungen: LOW (entspricht einer Temperatur von 200°F meistens) und HIGH (bis zu 300°F). Die WARM-Auswahl, die heutzutage unter den meisten Slow-Cooker-Optionen zu finden ist, ermöglicht es Ihnen, zubereitete Gerichte für eine lange Zeit warm zu halten. Einige langsame Herdmodelle haben einen Timer, mit dem Sie die Garzeit steuern können, wenn Sie beschäftigt

sind.

Frühstücksrezepte

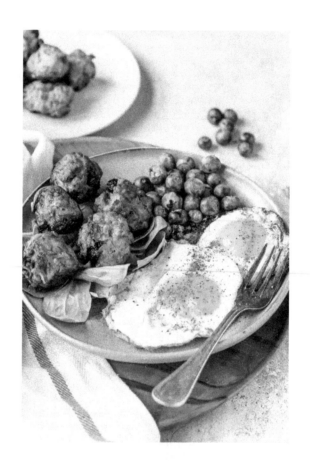

Leckeres griechisches Frühstück

Zubereitungszeit: 10 Minuten

Kochzeit: 5 Stunden 20 Minuten

Portionen: 6

Zutaten:

•8 Oz Spinat

•3 Knoblauchzehen gehackter Knoblauch

•12 Eier

•1/2 Tasse Milch

•8 un in Scheiben geschnittene Crimini Pilze

•4 oz sonnengetrocknete Tomaten

•1 Tasse Feta-Käse

•Salz und Pfeffer

Wegbeschreibungen:

1.Butter oder Fettdie Innenseite Ihres langsamen Herds.

2.Die Eier, Milch, Knoblauch, Salz und Pfeffer getrennt von

den anderen Zutaten zusammenschlagen.

3.Put in die sonnengetrockneten Tomaten, in Scheiben geschnittenPilze, und Spinat, gut rühren.

4.Put die Eimischung in den Langsamkocher.

5.Top es mit dem Feta-Käse ab. Bedecken Sie den langsamen Herd und stellen Sie ihn auf die niedrige Einstellung. Kochen Sie für fünf Stunden. Servieren Sie heiß und genießen!

Ernährung: Kalorien 236, Fett 15, Kohlenhydrate 7, Protein 18

Mexikanische Stil Frühstück Auflauf

Zubereitungszeit: 17 Minuten

Kochzeit: 2,5 Stunden auf Low oder 4,5 Stunden auf hoch

Portionen: 5

Zutaten:

• 5 Eier

• 6 Unzen Schweinewurst, gekocht, entwässert

• 1/2 Tasse 1% Milch

• 1/2 Teelöffel Knoblauchpulver

• 2 Jalapeos, entlüftet, fein gehackt

• 1/2 Teelöffel gemahlener Kreuzkümmel

• 1/2 Teelöffel gemahlener Koriander

• 1 1/2 Tassen klobige Salsa

• 1 1/2 Tasse Pfeffer Jack Käse, geschreddert

• Salz nach Geschmack

• Pfeffer nach Geschmack

• 1/4 Tasse frischer Koriander

Wegbeschreibungen:

1.Sprühen Sie das Innere des Kochtopfs mit Kochspray.

2.Whisk zusammen in einer Schüssel, Eier, Salz, Pfeffer und Milch.

3.Knoblauchpulver, Kreuzkümmel, Koriander und Wurst hinzufügen und gut mischen.

4.Pour die Mischung in den langsamen Herd.

5.Schließen Sie den Deckel. Stellen Sie Herd auf 'Low' Option und Timer für 4-5 Stunden oder auf 'High' Option und Timer für 2-3 Stunden.

6.Stellen Sie Toppings Ihrer Wahl und dienen.

Ernährung: Kalorien 320, Fett 24, Kohlenhydrate 5, Protein 13

Nutritious Burrito Bowl

Zubereitungszeit: 18 Minuten

Kochzeit: 7 Stunden

Portionen: 6

Zutaten:

• 10 Unzen Hühnerbrust

• 1 Esslöffel Chiliflocken

• 1 Teelöffel Salz

• 1 Teelöffel Zwiebelpulver

• 1 Teelöffel gehackter Knoblauch

• 1/2 Tasse weiße Bohnen, Konserven

• 1/4 Tasse grüne Erbsen

• 1 Tasse Hühnerbrühe

• 1/2 Avocado, entsteint

• 1 Teelöffel gemahlener schwarzer Pfeffer

Wegbeschreibungen:

1.Put die Hühnerbrust in den langsamen Herd.

2.Bestreuen Sie die Hähnchenbrust mit den Chiliflocken, Salz, Zwiebelpulver, gehacktem Knoblauch und gemahlenem schwarzem Pfeffer. Fügen Sie den Hühnerbrühe.

3.Schließen Sie den langsamen HerdDeckel und kochen Sie das Gericht für 2 Stunden auf HIGH.

4.Danach öffnen Sie den langsamen Herddeckel und fügen Sie die weißen Bohnen und grünen Erbsen hinzu.

5.Mix und schließen Sie den Deckel. Kochen Sie das Gericht für 5 Stunden mehr auf LOW.

6.Wenn die Zeit ist, entfernen Sie das Fleisch, weiße Bohnen und grüne Erbsen aus dem langsamen Herd. Die weißen Bohnen und grünen Erbsen in die Servierschüsseln geben.

7.Schreddien Sie die Hühnerbrust und fügen Sie sie auch in die Servierschüsseln.

8.Danach schälen Sie die Avocado und hacken Sie sie. Die vorbereiteten Burritoschalen mit der gehackten Avocado bestreuen. Genießen!

Ernährung: Kalorien 192, Fett 7, Kohlenhydrate 13, Protein 11

Quinoa Curry

Zubereitungszeit: 20 Minuten

Kochzeit: 9 Stunden

Portionen: 7

Zutaten:

• 8 Unzen Kartoffel

• 7 Unzen Blumenkohl

• 1 Tasse Zwiebel, gehackt

• 7 Unzen Kichererbsen, Konserven

• 1 Tasse Tomaten, gehackt

• 13 Unzen Mandelmilch

• 3 Tasse Hühnerbrühe

• 8 Esslöffel Quinoa

• 1/3 Esslöffel Miso

• 1 Teelöffel gehackter Knoblauch

• 2 Teelöffel Currypaste

Wegbeschreibungen:

1.Schälen Sie die Kartoffeln und hacken Sie sie.

2.Put die gehackten Kartoffeln, Zwiebeln und Tomaten in den langsamen Herd. Kombinieren Sie den Miso, Hühnerbrühe und Currypaste.

3.Whisk die Mischung, bis die Zutaten in der Hühnerbrühe gelöst werden. Gießen Sie auch den Hühnerbrühe in den langsamen Herd.

4.Trennen Sie den Blumenkohl in die Blüten.

5.Fügen Sie die Blumenkohlblüten und die Kichererbsen in den langsamen Herd.

6.Fügen Sie die Mandelmilch, Quinoa und gehackten Knoblauch.

7.Schließen Sie den langsamen Herddeckel und kochen Sie das Gericht auf LOW für 9 Stunden.

8.Wenn das Gericht gekocht ist, kühlen Sie es und mischen Sie es dann sanft.

9.Übertragen Sie die vorbereitete Curry Quinoa in die Schüsseln. Genießen!

Ernährung: Kalorien 262, Fett 4, Kohlenhydrate 18, Protein 12

Lunch Rezepte

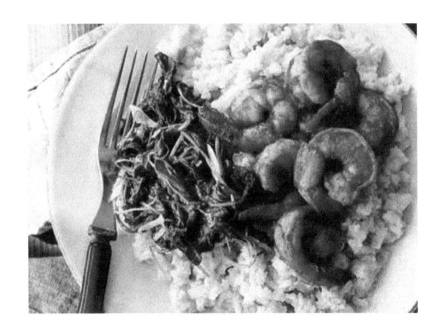

Mediterraner Gemüsemix

Zubereitungszeit: 15 Minuten

Kochzeit: 7 Stunden

Portionen: 8

Zutaten:

• 1 Zucchini

• 2 Auberginen

• 2 rote Zwiebeln

• 4 Kartoffeln

• 4 Unzen Spargel

• 2 Esslöffel Olivenöl

• 1 Teelöffel gemahlener schwarzer Pfeffer

• 1 Teelöffel Paprika

• 1 Teelöffel Salz

• 1 Esslöffel mediterrane Würze

• 1 Teelöffel gehackter Knoblauch

Wegbeschreibungen:

1.Kombinieren Sie das Olivenöl, mediterrane Würze, Salz, Paprika, gemahlenen schwarzen Pfeffer und gehackten Knoblauch zusammen.

2.Whisk die Mischung gut. Waschen Sie das gesamte Gemüse sorgfältig.

3.Schneiden Sie die Zucchini, Auberginen und Kartoffeln in die mittleren Würfel. Den Spargel in 2 Teile schneiden.

4.Dann schälen Sie die Zwiebeln und schneiden Sie sie in 4 Teile. Das ganze Gemüse in den langsamen Herd zu rühren und mit der Gewürzmischung zu bestreuen.

5.Schließen Sie den langsamen Herddeckel und kochen Sie die Gemüsemischung für 7 Stunden auf LOW.

6.Servieren Sie die vorbereitete Gemüsemischung heiß. Genießen!

Ernährung:Kalorien 227, Fett 3.9, Ballaststoffe 9, Kohlenhydrate 44.88, Protein 6

Spaghetti Cottage Käse Auflauf

Zubereitungszeit: 21 Minuten

Kochzeit: 7 Stunden

Portionen: 8

Zutaten:

• 1 Pfund Hüttenkäse

• 7 Unzen Spaghetti, gekocht

• 5 Eier

• 1 Tasse schwere Sahne

• 5 Esslöffel Grieß

• 3 Esslöffel weißer Zucker

• 1 Teelöffel Vanilleextrakt

• 1 Teelöffel Majoran

• 1 Teelöffel Zitronenschale

• 1 Teelöffel Butter

Wegbeschreibungen:

1.Mischen Sie den Hüttenkäse im Mixer für 1 Minute, um zu fluffen. Schlagen Sie die Eier in der Hütte Mischung und weiterhin mischen Sie es für 3 Minuten mehr auf mittlere Geschwindigkeit. Schwere Sahne, Grieß, weißzucker, Vanilleextrakt, Majoran, Zitronenschale und Butter zugeben. Mischen Sie die Mischung auf die maximale Geschwindigkeit für 1 Minute. Dann die gekochten Spaghetti gehackt. Legen Sie 3 Esslöffel der Hüttenkäsemischung in den langsamen Herd, um die untere Schicht zu machen. Danach eine Schicht aus den gehackten gekochten Spaghetti machen. Wiederholen Sie die Schritte, bis Sie alle gehackten Spaghetti verwenden. Dann die letzte Schicht der Spaghetti mit der Hüttenkäsemischung verteilen und den langsamen Herddeckel schließen. Kochen Sie den Auflauf für 7 Stunden auf LOW.

2.Wenn der Auflauf gekocht ist, wird es eine hellbraune Farbe haben. Servieren Sie es warm und genießen Sie!

Ernährung: Kalorien: 302g, Fett: 22g, Kohlenhydrate:

5g,Protein: 34g,

Mexikanische Warmsalat

Zubereitungszeit: 26 Minuten

Kochzeit: 10 Stunden

Portionen: 10

Zutaten:

- 1 Tasse schwarze Bohnen

- 1 Tasse Süßmais, gefroren

- 3 Tomaten

- 1/2 Tasse frischer Dill

- 1 Chilipfeffer

- 7 Unzen Hühnerfilet

- 5 Unzen. Cheddar-Käse

- 4 Esslöffel Mayonnaise

- 1 Teelöffel gehackter Knoblauch

- 1 Tasse Salat

- 5 Tassen Hühnerbrühe

- 1 Gurke

Wegbeschreibungen:

1.Put das Hühnerfilet, Mais, schwarze Bohnen und

Hühnerbrühe in den langsamen Herd.

2.Schließen Sie den langsamen Herddeckel und kochen Sie die

Mischung auf LOW für 10 Stunden.

3.Wenn die Zeit getan ist, entfernen Sie die Mischung aus dem

langsamen Herd.

4.Shred das Hühnerfilet mit 2 Gabeln. Kühlen Sie die

Mischung bis zur Raumtemperatur.

5.Chop den Salat grob. Gurken und Tomaten hacken.

6.Den Salat, die Gurke und die Tomaten auf einen großen

Servierteller legen.

7.Danach chedCheddar Käse und hacken Sie die Chili-Pfeffer.

8.Fügen Sie die Chili-Pfeffer auf den Servierteller zu.

9.Danach fügen Sie die Hühnermischung auf der Oberseite

des Salats hinzu.

10.Bestreuen Sie den Salat mit der Mayonnaise, gehacktem

Knoblauch und geschreddertem Käse. Genießen Sie den Salat

sofort.

Ernährung:

Kalorien 182, Fett 7.8,

Faser 2,

Kohlenhydrate 19.6,

Protein 9

Abendessen Rezepte

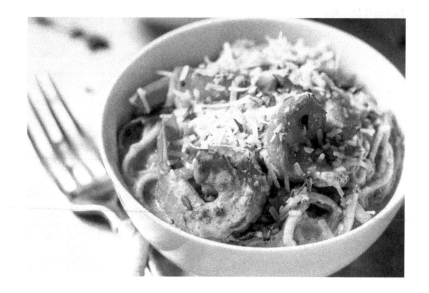

Spinat gefüllt Portobello

Zubereitungszeit: 15 Minuten

Kochzeit: 3 Stunden

Portionen: 8

Zutaten:

• oz. mittelgroße Portobello Pilze, Stiele entfernt

• 1 Esslöffel Olivenöl

• 1/2 Zwiebel, gehackt

• 2 Tassen frischer Spinat, gespült und gehackt

• Knoblauchzehen, gehackt

• 1 Tasse Hühnerbrühe

• Esslöffel Parmesankäse, gerieben

• 1/3 Teelöffel getrockneter Thymian

• Salz, Pfeffer, nach Geschmack

Wegbeschreibungen:

Öl in einer mittleren Pfanne bei großer Hitze erhitzen. Zwiebel

hinzufügen, kochen, bis sie lichtdurchlässig sind, unter

ständigem Rühren. Spinat und Thymian hinzufügen, 1-2

Minuten kochen, bis Spinat verwelkt ist.

Bürsten Sie jeden Pilz mit Olivenöl.

1 Esslöffel Zwiebel und Spinat in jeden Pilz geben.

Hühnerbrühe in einen langsamen Herd gießen. Gefüllte Pilze

auf den Boden legen.

Schließen Sie den Deckel und kochen Sie auf High für 3

Stunden.

Nach dem Kochen Pilze mit Parmesansorten bestreuen und

servieren.

Ernährung:

Kalorien 310g

Fette 21g

Netto Kohlenhydrate 3g

Protein 12g

Pochierter Lachs

Zubereitungszeit: 15 Minuten

Kochzeit: 1 Stunde

Portionen: 4

Zutaten:

- mittlere Lachsfilets

- Wasser

- 2 Esslöffel trockener Weißwein

- 1 gelbe Zwiebel, in Scheiben geschnitten

- 1/2 Zitrone, in Scheiben geschnitten

- 1/2 Teelöffel Salz

- 1/4 Teelöffel Knoblauchpulver

- 1/4 Teelöffel getrocknetes Basilikum

Wegbeschreibungen:

Gießen Sie Wasser und Wein in einen langsamen Herd. Auf High 30 Minuten mit geöffnetem Deckel erhitzen.

Lachsfilets mit Salz, Knoblauchpulver und Basilikum würzen.

Lachs in einen langsamen Herd geben. Zwiebel und Zitrone
auf Lachsfilets geben.

Schließen Sie den Deckel und kochen Sie auf High für 20-30
Minuten.

Ernährung:

Kalorien 273

Fette 21g

Netto Kohlenhydrate 4.2g

Protein 35g

Wichtigsten

Gewürztes Rindfleisch

Zubereitungszeit: 10 Minuten

Kochzeit: 9 Stunden

Portionen: 4

Zutaten:

• 1 Pfund Rinderlende

• 1 Teelöffel Allspice

• 1 Teelöffel Olivenöl

• 1 Esslöffel gehackte Zwiebel

• 1 Tasse Wasser

Wegbeschreibungen

Die Rinderlende mit Gewürz, Olivenöl und gehackten

Zwiebeln reiben.

Das Fleisch in den langsamen Herd geben.

Wasser hinzufügen und den Deckel schließen.

Kochen Sie das Rindfleisch auf Low für 9 Stunden.

Wenn das Fleisch gekocht ist, in Portionen schneiden.

Ernährung:

219 Kalorien,

30,4g Protein,

0.6g Kohlenhydrate,

10,7 g Fett,

0.2g Faser,

81mg Cholesterin,

65mg Natrium,

395mg Kalium.

Grüne Erbsen Chowder

Zubereitungszeit: 10 Minuten

Kochzeit: 8 Stunden

Portionen: 6

Zutaten:

• 1 Pfund Hühnerbrust, hautlos, knochenlos, gehackt

• 2 Tassen Wasser

• 1 Tasse grüne Erbsen

• 1/4 Tasse griechischer Joghurt

• 1 Esslöffel getrocknetes Basilikum

• 1 Teelöffel gemahlener schwarzer Pfeffer

• 1/2 Teelöffel Salz

Wegbeschreibungen

Salz, Hähnchenbrust, gemahlenen schwarzen Pfeffer und getrocknetes Basilikum mischen.

Die Zutaten auf den langsamen Herd übertragen.

Wasser, grüne Erbsen, Joghurt hinzufügen und den Deckel schließen.

Kochen Sie den Chowder auf Low für 8 Stunden.

Ernährung:

113 Kalorien,

18.2g Protein,

4.1g Kohlenhydrate,

2.2g Fett,

1.3g Faser,

49mg Cholesterin,

244mg Natrium,

359mg Kalium.

Kräuterbutter Jakobsmuscheln

Zubereitungszeit: 10 Minuten

Kochzeit: 10 Minuten

Portionen:3

Zutaten:

• Pfund Seejakobsmuscheln, gereinigt

• Frisch gemahlener schwarzer Pfeffer

• 8 Esslöffel Butter, geteilt

• Teelöffel gehackter Knoblauch

• Saft von 1 Zitrone

• Teelöffel gehacktes frisches Basilikum

• Teelöffel gehackter frischer Thymian

Wegbeschreibungen:

1.Die Jakobsmuscheln mit Papiertüchern trocknen und mit

Pfeffer leicht würzen.

2.Stellen Sie eine große Pfanne bei mittlerer Hitze und fügen

Sie 2 Esslöffel Butter.

3.Ordnen Sie die Jakobsmuscheln in der Pfanne, gleichmäßig

verteilt, aber nicht zu nah beieinander, und nähen Sie jede

Seite, bis sie goldbraun sind, etwa 2 1/2 Minuten pro Seite.

4.Entfernen Sie die Jakobsmuscheln auf eine Platte und

beiseite stellen.

5.Fügen Sie die restlichen 6 Esslöffel Butter in die Pfanne und

sautieren Sie den Knoblauch, bis sie durchscheinend sind, ca.

3 Minuten.

6.Stir in den Zitronensaft, Basilikum und Thymian und geben

Sie die Jakobsmuscheln an die Pfanne, drehen, um sie in der

Sauce zu beschichten.

7.Sofort servieren.

Ernährung: Kalorien: 306 Fett: 24g Protein: 19g

Kohlenhydrate: 4g Ballaststoffe: 0g

Pan-Seared Heilbutt mit Zitrusbuttersauce

Zubereitungszeit: 10 Minuten

Kochzeit: 15 Minuten

Portionen: 3

Zutaten:

• 4 Heilbuttfilets mit jeweils etwa 1 Zoll Dicke

• Meersalz

• Frisch gemahlener schwarzer Pfeffer

• 1/4 Tasse Butter

• 2 Teelöffel gehackter Knoblauch

• Schalot, gehackt

• Esslöffel trockener Weißwein

• Esslöffel frisch gepresster Zitronensaft

• Esslöffel frisch gepresster Orangensaft

• Teelöffel gehackte frische Petersilie

• Esslöffel Olivenöl

Wegbeschreibungen:

1.Den Fisch mit Papiertüchern trocknen und die Filets dann leicht mit Salz und Pfeffer würzen. Auf einem mit Papiertuch gefütterten Teller beiseite stellen.

2.Stellen Sie einen kleinen Topf bei mittlerer Hitze und schmelzen Sie die Butter.

3.Sauté den Knoblauch und Schalotten bis zart, ca. 3 Minuten.

4.Whisk in den Weißwein, Zitronensaft und Orangensaft und bringen Sie die Sauce zu einem köcheln, Kochen, bis es leicht verdickt, ca. 2 Minuten.

5.Entfernen Sie die Sauce von der Hitze und rühren Sie in der Petersilie; Beiseite.

6.Stellen Sie eine große Pfanne bei mittlerer Hitze und fügen Sie das Olivenöl.

7.Panfry den Fisch, bis leicht gebräunt und nur durchgegart, drehen sie einmal, etwa 10 Minuten insgesamt.

8.Servieren Sie den Fisch sofort mit einem Löffel Sauce für jeden.

Ernährung: Kalorien: 319 Fett: 26g Protein: 22g

Kohlenhydrate: 2g Ballaststoffe: 0g

Jakobsmuscheln mit Pilz-Special

Zubereitungszeit: 15 Minuten

Kochzeit: 20 Minuten

Portionen: 2

Zutaten:

• lb Jakobsmuscheln

• Zwiebeln, gehackt

• EL Butter

• EL Olivenöl

• Tasse Pilze

• Salz und Pfeffer, nach Geschmack

• 1 EL Zitronensaft

• 1/2 Tasse Schlagsahne

• 1 EL gehackte frische Petersilie

Wegbeschreibungen:

1. Erhitzen Sie das Öl auf Sauté. Zwiebeln, Butter, Pilze, Salz und Pfeffer zugeben. Kochen Sie für 3 bis 5 Minuten.

Zitronensaft und Jakobsmuscheln dazugeben. Verriegeln Sie

den Deckel und stellen Sie den manuellen Modus ein.

2.Cook für 15 Minuten auf Hochdruck. Wenn Sie bereit sind,

machen Sie eine schnelle Druckfreigabe und öffnen Sie

vorsichtig den Deckel. Top mit einem Nieselregen von Sahne

und frischer Petersilie.

Ernährung: Kalorien 312, Protein 31g, Net Carbs 7.3g, Fett

10.4g

Einfachster gelber Squash

Zubereitungszeit: 10 Minuten

Kochzeit: 12 Minuten

Portionen: 4

Zutaten:

• 2 EL Olivenöl

• lb. gelber Squash, in dünne Scheiben geschnitten

• kleine gelbe Zwiebel, in dünne Ringe geschnitten

• Knoblauchzehe, gehackt

• TL Wasser

• Salz und frisch gemahlener weißer Pfeffer, nach Geschmack

Wegbeschreibungen:

1. In eine große Pfanne, erhitzen Sie das Öl bei mittlerer Hitze und rühren Sie den Squash, Zwiebel und Knoblauch für ca. 3-4 Minuten braten.

2. Hinzufügen von Wasser, Salz und schwarzem Pfeffer und rühren zu kombinieren.

3.Reduzieren Sie die Hitze auf niedrig und köcheln für ca. 6-8 Minuten.

4.Serve heiß.

Ernährung: Kalorien: 86; Kohlenhydrate: 5.7g; Protein: 1.6g; Fett: 7.2g; Zucker: 2.7g; Natrium: 51mg; Faser: 1.7g

Keto Lasagna

Zubereitungszeit: 20 Minuten

Kochzeit: 7 Stunden

Portionen: 6

Zutaten:

• oz Hackfleisch

• 1 Esslöffel Tomatenpüree

• 1 Zucchini

• oz Parmesan, gerieben

• 1 Esslöffel Butter

• 1/2 Teelöffel Salz

• 1 Teelöffel Paprika

• 1 Teelöffel Chiliflocken

• 1 Esslöffel vollfettige schwere Creme

Wegbeschreibungen

Die Zucchini längs in Scheiben schneiden.

Das gemahlene Rindfleisch, Salz, Paprika und Chiliflocken
vermischen.

Dann die Fettsahne und Tomatenpüree mischen.

Die Butter hacken und in den langsamen Herd geben.

Machen Sie eine Schicht der Zucchini in der Unterseite der

langsamen Herdschüssel.

Eine Schicht der gemahlenen Rindfleischmischung auf die

Zucchini-Schicht legen.

Nach dieser Wiederholung, die gleichen Schichten, bis Sie alle

Zutaten verwenden.

Die Lasagne mit dem geriebenen Parmesan bestreuen und den

Deckel schließen.

Kochen Sie die Lasagne für 7 Stunden auf Low.

Kühlen Sie die gekochte Mahlzeit und servieren!

Ernährung:

Kalorien 197,

Fett 11,

Faser 0,5,

Kohlenhydrate 2.5, Eiweiß 22,5

Butter Huhn

Zubereitungszeit: 15 Minuten

Kochzeit: 3 Stunden

Portionen: 4

Zutaten:

• 1 Esslöffel Butter

• oz Spinat, gehackt

• 1 Teelöffel Zwiebelpulver

• 1 Teelöffel Paprika

• oz Hühnerbrust, hautlos, knochenlos

• 1/2 Teelöffel Salz

• 1/4 Tasse Hühnerbrühe

Wegbeschreibungen:

Die Hähnchenbrust sanft umwerfen und mit Salz und Paprika bestreuen.

Dann die Butter und den Spinat in einen Mixer geben.

Zwiebelpulver hinzufügen und die Mischung 1 Minute mit hoher Geschwindigkeit mischen.

Die Hähnchenbrust mit der Buttermischung auf jeder Seite

verteilen.

Das gebutterte Huhn in den langsamen Herd und die

Hühnerbrühe legen.

Schließen Sie den Deckel und kochen Sie das Huhn für 3

Stunden auf Low.

Das Huhn sofort servieren!

Ernährung:

Kalorien 208,

Fett 13,9,

Faser 0,7,

Kohlenhydrate 1.6,

Protein 18,9

Suppen, Eintöpfe und Chilis

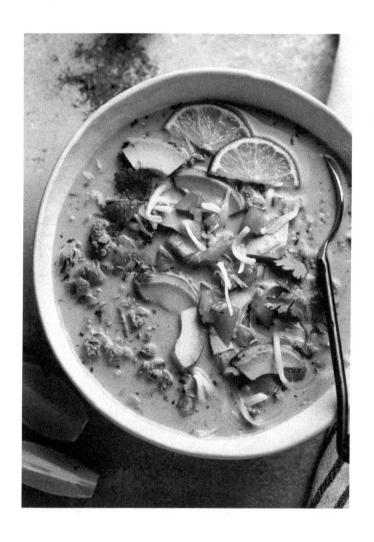

Mais Slow Cooker Casserole

Zubereitungszeit: 17 Minuten

Kochzeit: 8 Stunden

Portionen: 5

Zutaten:

• Kochspray

• Käse

• 2 Eier

• Schwarzer Pfeffer

Wegbeschreibungen:

1.Spray Kochspray in einem langsamen Herd.

2.Mix Eier, Schweizer Käse, Sahne und Mais in einer Schüssel; mit schwarzem Pfeffer würzen. Maismischung in den langsamen Herd geben.

3.Cook für 4-4 1/2 Stunden auf Low, bis Käse schmilzt und durchgegart.

Ernährung: Kalorien 376, Fett 19, Kohlenhydrate 14, Protein 11

Ehrfürchtig Kohlbraten mit Kümmel Zwiebel Rindfleisch

Zubereitungszeit: 15 Minuten

Kochzeit: 8 Stunden

Portionen: 4

Zutaten:

- 1 geviertelte rote Zwiebel

- 2 Knoblauchzehen

- 2 -3 Stöcke gewürfelten Sellerie

- 4-6 trockene Pimentoes

- 2 Lorbeerblätter

- 5,5 Pfund Rindfleisch brisket, in zwei Stücke geschnitten

- 1 Teelöffel Chilipulver

- 1 Teelöffel gemahlener Kreuzkümmel

- 2 Tassen Rinderbrühe

- 2 Tassen heißes Wasser

- Salz und Pfeffer

- 1 mittlerer Kohl in Viertel geschnitten

Wegbeschreibungen:

1.Fügen Sie alle Zutaten außer dem Kohl in den langsamen Herd.

2.Cover und kochen für 7 Stunden auf niedrig.

3.Fügen Sie den Kohl hinzu und kochen Sie für weitere 1 Stunde.

4.Spoon auf Gerichte und servieren.

Ernährung: Kalorien 106, Fett 26, Kohlenhydrate 8, Protein 32

Fisherman es Stew

Zubereitungszeit: 17 Minuten

Kochzeit: 8 Stunden 35 Minuten

Portionen: 6

Zutaten:

• 2 EL Olivenöl

• 2 Knoblauchzehen, fein gehackt

• 1 Tasse Baby Karotten, in Scheiben geschnitten 1/4 Zoll dick

• 6 große Roma-Tomaten, in Scheiben geschnitten und

geviertelt

• 1 grüne Paprika, gehackt

• 1/2 TL Fenchelsamen

• 1 Tasse Wasser

• 1 Flasche (8 Oz.) Muschelsaft

• 1-Pfund-Kabeljau, in 1-Zoll-Würfel geschnitten

• 1/2 Pfund mittlere Garnelen, ungekocht, geschält und

deveined

• 1 TL Zucker

- 1 TL getrocknete Basilikumblätter

- 1/2 TL Salz

- 1/4 TL Rote-Pfeffer-Sauce

- 2 EL frische Petersilie, gehackt

Wegbeschreibungen:

1.Stir das Olivenöl, Knoblauch, Karotten, Tomaten, grünen Pfeffer, Fenchel Samen, Wasser und Muschelsaft zusammen in der langsamen Herd.

2.Cover und kochen 8 bis 9 Stunden auf LOW. Gemüse sollte zart sein.

3.Zwanzig Minuten vor dem Servieren Kabeljau, Garnelen, Zucker, Basilikum, Salz und Pfeffersauce hinzufügen.

4.Cover und kochen 15 bis 20 Minuten auf HIGH. Die Suppe ist fertig, wenn der Fisch leicht geschält werden kann und Garnelen rosa farbengemäß sind. Servieren und genießen!

Ernährung: Kalorien 180, Fett 26, Kohlenhydrate 10, Protein 10

Meeresfrüchte Gumbo

Zubereitungszeit: 17 Minuten

Kochzeit: 2 Stunden 20 Minuten

Portionen: 6

Zutaten:

• 8 bis 10 Speckstreifen, in Scheiben geschnitten

• 2 Stiele Sellerie, in Scheiben geschnitten

• 1 mittlere Zwiebel, in Scheiben geschnitten

• 1 grüner Pfeffer, gehackt

• 2 Knoblauchzehen, gehackt

• 2 Tassen Hühnerbrühe

• 1 Dose (14 Oz.) gewürfelte Tomaten, ungeregnet

• 2 EL. Worcestershire Sauce

• 2 TL Salz

• 1 TL getrocknete Thymianblätter

• 1 Pfund große rohe Garnelen, geschält, deveined

• 1 Pfund frisches oder gefrorenes Krabbenfleisch

•1 Schachtel (10 Oz.) gefrorenes Okra, aufgetaut und in 1/2-Zoll-Stücke geschnitten

Wegbeschreibungen:

1.Braun den Speck in einer Pfanne bei mittlerer Hitze. Wenn knackig, abtropfen lassen und auf einen langsamen Herd übertragen.

2.Drain aus Tropfen, so dass gerade genug, um die Pfanne zu beschichten.

3.Sauté Sellerie, Zwiebel, grüner Pfeffer und Knoblauch, bis Gemüse zart ist.

4.Übertragen Sie das sautierte Gemüse auf den langsamen Herd.

5.Brühe, Tomaten, Worcestershire-Sauce, Salz und Thymian hinzufügen.

6.Cover und kochen für 4 Stunden auf LOW, oder für 2 Stunden auf HIGH.

7.Fügen Sie die Garnelen, Krabbenfleisch und Okra. Bedecken

und kochen Sie 1 Stunde länger auf LOW oder 30 Minuten

länger auf HIGH. Servieren und genießen!

Ernährung: Kalorien 263, Fett 8, Kohlenhydrate 13, Protein 4

Fisch und Meeresfrüchte

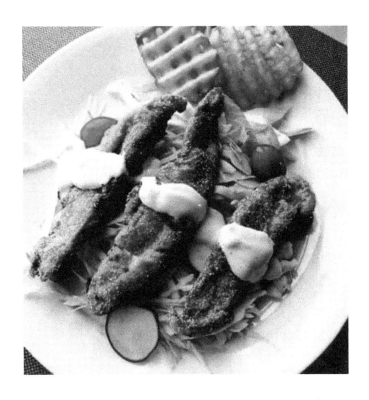

Meeresfrüchte-Schalen

Zubereitungszeit: 10 Minuten

Kochzeit: 3 Stunden

Portionen: 4

Zutaten:

• 5 un Jakobsmuscheln

• 4 oz Garnelen, geschält

• 1/2 Pfund Lachs, ohne Knochen und gewürfelt

• 1 Teelöffel Zitronengras, gehackt

• 1 Teelöffel Salz

• 1 Teelöffel Cayennepfeffer

• 1/3 Tasse zerkleinerte Tomaten

• 1 Teelöffel Kümmelsamen

• 1 Esslöffel Avocadoöl

• 1 Teelöffel geräucherter Paprika

• 1 oz Fenchelbirne, gehackt

• 1 Teelöffel Zitronenschale, gehackt

• 1 Teelöffel Zwiebelpulver

•1/2 Tasse Wasser

Wegbeschreibungen:

1.Preheat die Pfanne gut und Olivenöl hinzufügen.

2.Fügen Sie Fenchel und die anderen Zutaten außer den

Meeresfrüchten, rühren, kochen für 5 Minuten und transfer

ieren auf den langsamen Herd.

3.Fügen Sie die restlichen Zutaten, schließen Sie den Deckel

und kochen auf High für 1 Stunde und Niedrig für 2 Stunden.

Ernährung: Kalorien 246, Fett 5, Kohlenhydrate 5, Protein 21

Lachssuppe

Zubereitungszeit: 8 Minuten

Kochzeit: 3 Stunden

Portionen: 4

Zutaten:

• 2 Tassen Wasser

• 1 Tasse Kokoscreme

• 1 Teelöffel Knoblauchpulver

• 2 Knoblauchzehen, gehackt

• 1 Teelöffel Zitronengras

• 1/2 Teelöffel Chiliflocken

• 8 oz Lachs, hautlos, knochenlos und gewürfelt

• 1 Teelöffel Salz

Wegbeschreibungen:

1.In den langsamen Herd, mischen Sie das Wasser mit Sahne und den anderen Zutaten außer dem Fisch und schließen Sie den Deckel.

2.Kochen Sie die Aktie für 2 Stunden auf High.

3.Danach öffnen Sie den langsamen Herddeckel und fügen Sie den Lachs hinzu.

4.Schließen Sie den Deckel und kochen Sie die Suppe für 1 Stunde auf Low.

Ernährung: Kalorien 209, Fett 12, Kohlenhydrate 5, Protein 7

Garnelen Backen

Zubereitungszeit: 10 Minuten

Kochzeit: 2 Stunden

Portionen: 2

Zutaten:

• 1-Pfund-Garnelen, geschält und deveined

• 2 Esslöffel Limettensaft

• 1 Teelöffel Salz

• 1 Teelöffel Apfelessig

• 1 Esslöffel Butter

• 3/4 Tasse schwere Creme

• 2 oz Provolonkäse, geschreddert

Wegbeschreibungen:

1.In dem langsamen Herd, mischen Sie die Garnelen mit dem Limettensaft und den anderen Zutaten außer dem Käse.

2.Toss, streuen Sie den Käse auf der Oberseite, und kochen auf High für 2 Stunden.

Ernährung: Kalorien 290, Fett 5, Kohlenhydrate 3, Protein 18

Gemüse

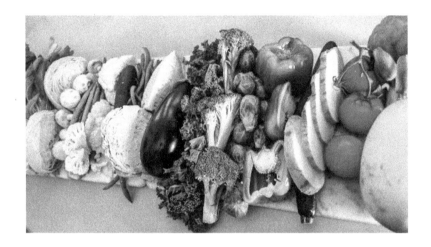

Butter Grüne Bohnen

Zubereitungszeit: 5 Minuten

Kochzeit: 4,5 Stunden

Portionen: 6

Zutaten

•2 Tassen grüne Bohnen, getrimmt und halbiert

•1/2 Tasse Butter

•1 Teelöffel Salz

Wegbeschreibungen:

1. Schnapperbsen mit Salz vermischen und in den langsamen

Herd geben.

2. Butter hinzufügen und den Deckel schließen.

3. Kochen Sie das Gemüse auf Low für 4,5 Stunden.

Ernährung: Kalorien 175, Fett 15,5, Ballaststoffe 2,5,

Kohlenhydrate 7, Protein 2,8

Heiße Auberginen Mix

Zubereitungszeit: 15 Minuten

Kochzeit: 2 Stunden

Portionen: 4

Zutaten

1 Teelöffel Kokosöl, geschmolzen

3 Auberginen, in Scheiben geschnitten

1 Teelöffel gehackter Knoblauch

1 rote Chili,- gehackt

1 Teelöffel Keto Tomatensauce

1 Esslöffel Butter

1 Teelöffel heißer Paprika

1 Teelöffel Schnittlauch, gehackt

Anfahrt: Im langsamen Herd die Auberginen mit dem Kokosöl und den anderen Zutaten vermischen: und den Deckel schließen. Kochen Sie die Auberginenmischung für 2 Stunden auf Low.

Ernährung: Kalorien 202, Fett 5,2, Ballaststoffe 6,5,

Kohlenhydrate 4,5, Protein 5,1

Fleisch

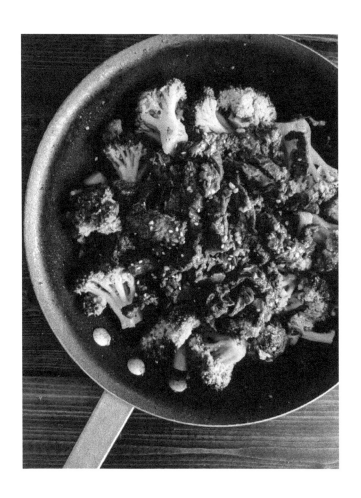

Geschmortes Rindfleisch

Zubereitungszeit: 8 Minuten

Kochzeit: 9 Stunden

Portionen: 2

Zutaten

- oz. Rinderfilet, gehackt

- 1 Knoblauchzehe, geschält

- 1 Teelöffel Pfefferkörner

- 1 Teelöffel Salz

- 1 Esslöffel getrocknetes Basilikum

- 2 Tassen Wasser

Wegbeschreibungen

1Put alle Zutaten: aus der Liste oben in der langsamen Herd.

2Die Mischung rühren und den Deckel schließen.

3Kochen Sie das Rindfleisch auf niedrig für 9 Stunden.

Ernährung:

239 Kalorien,

33.1g Protein,

1.2g Kohlenhydrate,

10.4g Fett,

0.3g Faser,

104mg Cholesterin,

1238mg Natrium,

431mg Kalium.

Kokos-Rindfleisch

Zubereitungszeit: 10 Minuten

Kochzeit: 8 Stunden

Portionen: 5

Zutaten

• 1 Tasse Babyspinat, gehackt

• 1 Tasse Kokosmilch

• 1 Pfund Rinderfilet, gehackt

• 1 Teelöffel Avocadoöl

• 1 Teelöffel getrockneter Rosmarin

• 1 Teelöffel Knoblauchpulver

Wegbeschreibungen

1 Roast Fleisch in der Avocado-Öl für 1 Minute pro Seite bei großer Hitze.

2 Dann das Fleisch in den langsamen Herd geben.

3 Knoblauchpulver, getrockneten Rosmarin, Kokosmilch und Babyspinat hinzufügen.

4Schließen Sie den Deckel und kochen Sie die Mahlzeit auf Low für 8 Stunden.

Ernährung:

303 Kalorien,

27,6 g Protein,

3.5g Kohlenhydrate,

19.9g Fett,

1.4g Faser,

83mg Cholesterin,

66mg Natrium,

495mg Kalium.

Rindfleisch Taco Füllung

Zubereitungszeit: 10 Minuten

Kochzeit: 6 Stunden

Portionen: 12

Zutaten

• 1 Pfund Hackfleisch

• oz. Dose Tomaten mit grünen Chilischoten

• 1 Umschlag Taco Würze

Wegbeschreibungen:

1 Alle Zutaten hinzufügen: zum langsamen Herd und gut

umrühren.

2Cover langsame Herd mit Deckel und kochen auf niedrig für

6 Stunden.

3Servieren und genießen.

Ernährung: Kalorien 75 Fett 2.4 g

Kohlenhydrate 0,9 g

Zucker 0,6 g

Protein 11,7 g

Cholesterin 34 mg

Geschmackvolles Steak Fajitas

Zubereitungszeit: 10 Minuten

Kochzeit: 6 Stunden

Portionen: 6

Zutaten

• 2 lbs. Rindfleisch, in Scheiben geschnitten

• 2 EL fajita Würze

• 20 Unzen Salsa

• 1 große Zwiebel, in Scheiben geschnitten

• 1 Paprika, in Scheiben geschnitten

Wegbeschreibungen:

1 Salsa in den langsamen Herd geben.

2 Restlichen Zutaten hinzufügen: auf der Salsa und rühren, um zu mischen.

3 Cover langsame Herd mit Deckel und kochen auf niedrig für 6 Stunden.

4 Gut unterrühren und servieren.

Ernährung: Kalorien 333 Fett 9,7 g Kohlenhydrate 11,9 g

Zucker 5 g Protein 47,8 g Cholesterin 135 mg

Side Dish Rezepte

Balsamico Okra Mix

Zubereitungszeit: 15 Minuten

Kochzeit: 2 Stunden

Portionen: 4

Zutaten

- 2 Tassen Okra, in Scheiben geschnitten

- 1 Tasse Kirschtomaten, halbiert

- 1 Esslöffel Olivenöl

- 1/2 Teelöffel Kurkuma Pulver

- 1/2 Tasse Tomatenkonserven, zerkleinert

- 2 Esslöffel Balsamico-Essig

- 2 Esslöffel Basilikum, gehackt

- 1 Esslöffel Thymian, gehackt

Wegbeschreibungen:

1. In Ihrem Topf topf, mischen Sie das Okra mit den Tomaten, zerkleinerten Tomaten und den anderen Zutaten, werfen, den Deckel aufsetzen und kochen auf High für 2 Stunden.

2. Zwischen Tellern teilen und als Beilage dienen.

Ernährung: Kalorien 233, Fett 12, Ballaststoffe 4, Kohlenhydrate 8, Protein 4

Spargel-Mix

Zubereitungszeit: 15 Minuten

Kochzeit: 6 Stunden

Portionen: 4

Zutaten

- 10 Unzen Creme Sellerie

- 12 Unzen Spargel, gehackt

- 2 Eier, hartgekocht, geschält und in Scheiben geschnitten

- 1 Tasse Cheddar-Käse, geschreddert

- 1 Teelöffel Olivenöl

Wegbeschreibungen:

1. Fetten Sie Ihren Crock Topf mit dem Öl, fügen Sie Diecreme

Sellerie und Käse in den Crock Topf und rühren.

2. Spargel und Eier hinzufügen, abdecken und 6 Stunden auf

Low kochen.

3. Zwischen Tellern aufteilen und als Beilage dienen.

Ernährung: Kalorien 241, Fett 5, Ballaststoffe 4, Kohlenhydrate

5, Protein 12

Knoblauch Karotten Mix

Zubereitungszeit: 15 Minuten

Kochzeit: 4 Stunden

Portionen: 2

Zutaten

- 1 Pfund Karotten, in Scheiben geschnitten

- 2 Knoblauchzehen, gehackt

- 1 rote Zwiebel, gehackt

- 1 Esslöffel Olivenöl

- 1/2 Tasse Tomatensauce

- Eine Prise Salz und schwarzer Pfeffer

- 1/2 Teelöffel Oregano, getrocknet

- 2 Teelöffel Zitronenschale, gerieben

- 1 Esslöffel Zitronensaft

- 1 Esslöffel Schnittlauch, gehackt

Wegbeschreibungen:

1. In Ihrem Topf die Karotten mit Knoblauch, Zwiebel mischen und dann die anderen Zutaten hinzufügen, werfen, den Deckel aufsetzen und 4 Stunden auf Low kochen.

2. Teilen Sie die Mischung zwischen den Platten und servieren.

Ernährung: Kalorien 219, Fett 8, Ballaststoffe 4, Kohlenhydrate 8, Protein 17

Marjoram Reis Mix

Zubereitungszeit: 15 Minuten

Kochzeit: 6 Stunden

Portionen: 2

Zutaten

• 1 Tasse Wildreis

• 2 Tassen Hühnerbrühe

• 1 Karotte, geschält und gerieben

• 2 Esslöffel Majoran, gehackt

• 1 Esslöffel Olivenöl

• Eine Prise Salz und schwarzer Pfeffer

• 1 Esslöffel grüne Zwiebeln, gehackt

Wegbeschreibungen:

1. In Ihrem Crock Topf, mischen Sie den Reis mit dem Stock und danach fügen Sie die anderen Zutaten, werfen, legen Sie den Deckel auf und kochen auf Low für 6 Stunden.

2. Zwischen Den Tellern aufteilen und servieren.

Ernährung: Kalorien 200, Fett 2, Ballaststoffe 3, Kohlenhydrate

7, Protein 5

Vorspeisen & Snacks

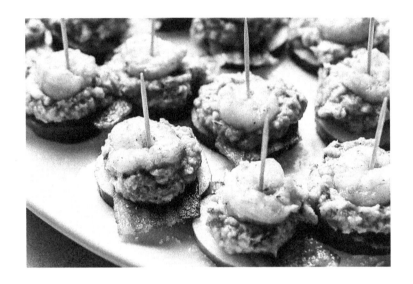

Thai Curry Nüsse

Zubereitungszeit: 5 Minuten

Kochzeit: 1 Stunde & 30 Minuten

Portionen: 8

Zutaten

• Cups Nüsse, roh

• 1/2 TL. Salz

• 1/4 Tasse Kokosöl

• 1 EL Currypaste

• 1 EL Swerve Sweetener

Wegbeschreibungen:

1Beginnen Sie durch Erhitzen des langsamen Herds auf hohe Hitze. Kokosöl zum langsamen Herd hinzufügen und nach dem Schmelzen des Öls Currypaste, Salz und Zucker unterrühren. Mixwell.

2Sobald sich die Gewürzpaste aufgelöst hat, fügen Sie die rohen Nüsse hinzu. Rühren Sie sie gut, so dass der Sirup die

Nüsse gut beschichtet. Dann den Deckel abdecken und 1 1/2 Stunde bei großer Hitze kochen.

3Schließlich die Nüsse auf ein Backblech geben und vor dem Aufbewahren vollständig abkühlen lassen.

Ernährung:

Kalorien: 547

Fett: 57g

Kohlenhydrate: 5g

Proteine: 5.41g

Fenchel & Feigen Lamm

Zubereitungszeit: 10 Minuten

Kochzeit: 40 Minuten

Portionen: 2

Zutaten:

- 6 Unzen Lammgestelle

- Fenchelbirnen, in Scheiben geschnitten

- Salz

- Pfeffer, nach Geschmack

- Esslöffel Olivenöl

- Feigen, halbiert

- 1/8 Tasse Apfelessig

- 1/2 Esslöffel Schwenk

Wegbeschreibungen:

1.Nehmen Sie eine Schüssel und fügen Sie Fenchel, Feigen, Essig, Schwenk, Öl und werfen. Transfer zur Backform. Mit Salz und Pfeffer abschmecken.

2.Bake es für 15 Minuten bei 400 Grad F.

3.Lamm mit Salz, Pfeffer würzen und bei mittlerer Hitze in eine erhitzte Pfanne geben. Kochen Sie für ein paar Minuten. Lamm mit Fenchel in die Backform geben und 20 Minuten backen. Zwischen Tellern aufteilen und servieren. Genießen!

Ernährung: Kalorien: 230 Fett,: 3g Kohlenhydrate: 5g Protein: 10g Ballaststoffe: 2g Netto Kohlenhydrate: 3g

Tamari Steak Salat

Zubereitungszeit: 15 Minuten

Kochzeit: 10 Minuten

Portionen: 2

Zutaten:

• große Trauben Salat Grüns

• 4 Unzen Rindersteak

• 1/2 rote Paprika, gewürfelt

• 4 Kirschtomaten, halbiert

• Radieschen, in Scheiben geschnitten

• Esslöffel Olivenöl

• 1/4 Esslöffel frischer Zitronensaft

• 1 Unze glutenfreie Tamarisauce

• Salz nach Bedarf

Wegbeschreibungen:

1.Marinieren Steak in Tamari-Sauce.

2.Machen Sie den Salat, indem Sie Paprika, Tomaten, Radieschen, Salatgrün, Öl, Salz und Zitronensaft in eine Schüssel geben und sie gut werfen.

3.Grill das Steak nach Ihrer gewünschten Getanheit und Transfer Steak auf der Salatplatte.

4.Lassen Sie es für 1 Minute sitzen und schneiden Sie es quer.

5.Serve und genießen!

Ernährung: Kalorien: 500 Fett,: 37g Kohlenhydrate: 4g Protein: 33g Ballaststoffe: 2g Netto Kohlenhydrate: 2g

Erbsensuppe

Zubereitungszeit: 10 Minuten

Kochzeit: 10 Minuten

Portionen: 4

Zutaten:

• weiße Zwiebel, gehackt

• Esslöffel Olivenöl

• quart veggie Lager

• Eier

• Esslöffel Zitronensaft

• Tassen Erbsen

• Esslöffel Parmesan, gerieben

• Salz und schwarzer Pfeffer nach Geschmack

Wegbeschreibungen:

1. Erhitzen Sie einen Topf mit dem Öl bei mittlerer Hitze, fügen Sie die Zwiebel und sauté für 4 Minuten.

2. Fügen Sie die restlichen Zutaten außer den Eiern, zum Kochen bringen und kochen für 4 Minuten.

3.Fügen Sie Beseneier, rühren Sie die Suppe, kochen für 2

Minuten mehr, teilen Sie sich in Schüsseln und servieren.

Ernährung: Kalorien 293, Fett 11,2 Ballaststoffe 3,4,

Kohlenhydrate 27, Protein 4,45

Kürbis Gewürzte Nüsse

Zubereitungszeit: 15 Minuten

Kochzeit: 2 Stunden

Portionen: 4

Zutaten

• 1 Tasse Walnüsse, roh & halbiert

• Eiweiß, groß

• Tassen Mandeln, roh & ungesalzen

• 1 1/2 EL Kürbiskuchen Gewürz

• 2 Tassen Cashews, roh & ungesalzen

• 1 Tasse Brasilien Nüsse, roh & ungesalzen

• 1 1/2 Tasse CoconutSugar

Wegbeschreibungen:

1Zuerst die Innenseite des langsamen Herds mit Öl oder Butter einfetten.

2Danach die Nüsse mit dem Kürbiskuchen-Gewürz und Kokoszucker kombinieren. Gut mischen.

3Dann fügen Sie das Eiweiß hinein, bis alles zusammenkommt. Nun die Nussmischung auf den langsamen Herd übertragen.

4Kochen Sie für 2 Stunden bei geringer Hitze. Achten Sie darauf, sie alle 45 Minuten oder so zu rühren.

5Sobald die Nüsse mit dem Kochen fertig sind, legen Sie sie auf ein Backblech und lassen Sie es vollständig abkühlen.

Ernährung:

Kalorien: 382

Fett: 34.66g

Kohlenhydrate: 7g

Proteine: 10.92g

Türkei Fleischbällchen

Zubereitungszeit: 15 Minuten

Kochzeit: 6 Stunden

Portionen: 20

Zutaten

• 1lb. Turkei

• Knoblauchzehen, zerkleinert

• 1/2 TL Zwiebelpulver

• 1 EL Rotweinessig

• 1/2 TL. Rosmarin

• 1 lb. Türkei Wurst, geerdet

• 1 Ei, groß & biologisch

• 1/2 TL. Thymian

• 1 TL Salz

• 1/2 von 1 Zwiebel, groß & gewürfelt

• 1/2 TL. Knoblauchpulver

• 1 TL Basilikum

- 1 × 28 Unzen. Kann Tomaten zerquetscht haben

- 1/2 TL. Oregano

- 1/2 Tasse Mandelmahlzeit

Wegbeschreibungen:

1Zuerst müssen Sie Truthahn und Wurst in einer großen Schüssel mischen, bis sie gut kombiniert sind.

2Danach Zwiebelpulver, Basilikum, Mandelmehl, Oregano, Knoblauchpulver und Rosmarin in einer anderen Schüssel verrühren, bis sie gut vermischt sind.

3 Dann den Mandelmehlteig in die Fleischmischung geben und alles gut rühren.

4Mixin das Ei, bis gut eingearbeitet. Nun, bilden Sie eine Kugel aus dieser Mischung und legen Sie sie auf das Backblech.

5In den Ofen stellen und 2 bis 3 Minuten brüten. Einmal gebrüllt, fügen Sie die Fleischbällchen auf den langsamen Herd.

6Die Fleischbällchen mit Knoblauch, Zwiebeln, Essig, Tomaten und Salz aufstocken.

7Schließen Sie den Deckel und kochen Sie sie für 6 Stunden bei niedriger Hitze. Zum Schluss vor dem Servieren mit Basilikum garnieren.

Ernährung:

Kalorien: 95

Fett: 7.14g

Kohlenhydrate: 1.85g

Proteine: 10.18g

Bok Choy Brownies

Zubereitungszeit: 10 Minuten Kochzeit: 4 Stunden

Portionen: 8 Zutaten

- 1 Packung Bok Choy, getrimmt und Stiele grob gehackt

- 1/2 Tasse Swerve Süßstoff

- Eier, groß & biologisch

- 1/2 TL. Salz

- 1 TL Backpulver

- 1 Tasse Mandelmehl

- 1 TL Vanilleextrakt

- 1/2 Tasse Kakaopulver

- 1/3 Tasse Kokosöl

- 1/2 TL. Espressopulver

Anfahrt:Zunächst fetten Sie die Innenseite des langsamen

Herds. Salzwasser in einem Topf bei mittlerer Hitze erhitzen

und den Bok choy hineinlegen.

1Simmer für 5 Minuten oder bis die Stiele gut gekocht sind.

2Nun, übertragen Sie die gekochte Bok Choy auf einen Mixer und mischen, bis es ein glattes Püree wird. Mischen Sie die gesamte trockene Befestigung in einer großen Mischschüssel.

3 Fügen Sie die Nassbefestigung nacheinander hinzu, bis alles zusammenkommt. Legen Sie den Teig in den langsamen Herd und schließen Sie den Deckel.

4Kochen Sie innerhalb von 4 Stunden bei geringer Hitze oder bis das Zentrum eingestellt ist und ein Zahnstocher eingesetzt wird, sauber.

5Lassen Sie sie im langsamen Herd selbst abkühlen und dann in kleine Stücke schneiden. Warm oder kalt servieren.

Ernährung:

Kalorien: 235

Fett: 20.82g

Kohlenhydrate: 5.39g

Proteine: 6.68g

Zitronen-Custard

Zubereitungszeit: 10 Minuten

Kochzeit: 3 Stunden

Portionen: 4

Zutaten

• Eigelb, groß & organisch

• 1 TL Vanilleextrakt

• Cups Schlagsahne

• 1 EL Zitronenschale

• 1/2 TL Flüssiges Stevia

• 1/4 Tasse Zitronensaft, frisch gepresst

Wegbeschreibungen:

1 Eigelb, flüssiges Stevia, Zitronensaft sowie Zest und Vanilleextrakt in einer mittelgroßen Rührschüssel kombinieren.

2 Einmal gut kombiniert, Peitschencreme in die Schüssel geben und wieder rühren. Teilen Sie die Mischung in 4 Ramekins.

3Legen Sie danach ein Gestell in den langsamen Herd und ordnen Sie die Ramekins darauf an. Setzen Sie Wasser in den langsamen Herd, so dass es auf halbem Weg die Seiten der Ramekins erreicht.

4Kochen Sie innerhalb von 3 Stunden bei geringer Hitze. Schließlich entfernen Sie die Ramekins aus dem langsamen Herd und lassen Sie sie bei Raumtemperatur abkühlen.

5Chill sie im Kühlschrank.

Ernährung:

Kalorien: 319

Fett: 30g

Kohlenhydrate: 3g

Proteine: 7g

Buffalo Chicken Dip

Zubereitungszeit: 10 Minuten

Kochzeit: 2 Stunden

Portionen: 8

Zutaten

• 1 EL Ranch Seasoning

• Tassen gekochtes Huhn, gewürfelt

• 1 Tasse Heiße Sauce

• oz. Blaukäse, zerbröselt

• 1 Tasse Sauerrahm

• 1/2 Tasse Grüne Zwiebel, dünn geschnitten

• 1 × 8 oz. Cream Cheeseintin in Würfel

• Tassen Mozzarella Käse, geschreddert

Wegbeschreibungen:

1Beginnen Sie durch Schmieren der Innenseite des langsamen Herds. Alle restlichen Zutaten unterrühren: in den langsamen Herd geben und gut vermischen.

2Kochen Sie für 2 Stunden bei großer Hitze oder bis der Käse geschmolzen ist. Mit grünen Zwiebeln garnieren und zusammen mit Selleriestielen servieren.

Ernährung:

Kalorien: 344

Fett: 25.3g

Kohlenhydrate: 5.3g

Proteine: 22.39g

Desserts

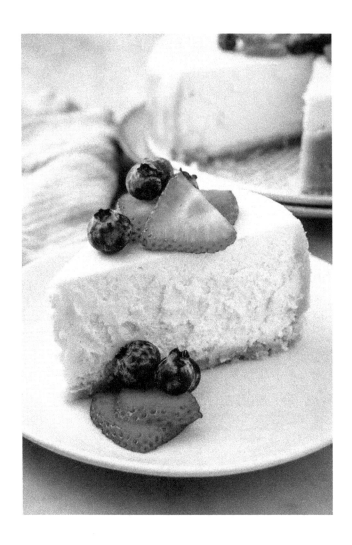

Tapioka Pudding

Zubereitungszeit: 10 Minuten Kochzeit: 4 Stunden

Portionen: 4 Zutaten:

•1 Ei, geschlagen

•4 Tassen Milch

•1/2 Tasse Zucker

•1 TL Vanille

•1/2 Tasse TapiokaPerlen

•1/8 TL Salz

Wegbeschreibungen:

1.Fügen Sie alle Zutaten in den Kochtopf und rühren Sie gut.

2.Cover Instant Topf Aura mit Deckel.

3.Wählen Sie langsamen Koch-Modus und kochen auf LOW

für 4 Stunden.

4.Stir gut und dienen.

Ernährung: Kalorien 280, Fett 6, Kohlenhydrate 8, Protein 10

Yummy Stevia Kokosnuss Custard

Zubereitungszeit: 17 Minuten

Kochzeit: 5 Stunden

Portionen: 8

Zutaten:

• 1 Esslöffel Kokosöl

• 8 große Eier, leicht geschlagen

• 4 Tassen Kokosmilch in Dosen

• 1 Tasse Erythritol oder 1 Teelöffel SteviaPulver

• 2 Teelöffel Steviapulver

• 1 Teelöffel Kokosextrakt

Wegbeschreibungen:

1.Großzügig beschichten Sie die Innenseite des langsamen Herdeinsatzes mit dem Kokosöl.

2.In die Einlage, rühren Sie die Eier, Kokosmilch, Erythritol, Steviapulver und Kokosextrakt zusammen, bis sie gut kombiniert sind.

3.Cover und kochen für 5 Stunden auf niedrig. Den Herd

ausschalten und 1 bis 2 Stunden im langsamen Herd abkühlen

lassen.

4.Sofort servieren oder für bis zu 3 Tage kühl servieren und

gekühlt servieren.

Ernährung: Kalorien 373, Fett 10, Kohlenhydrate 9, Protein 18

Köstliche Mandel KokosNuss Brownie

Zubereitungszeit: 10 Minuten

Kochzeit: 4 Stunden 10 Minuten

Portionen: 10

Zutaten:

•2 Eier

•1/3 Tasse Wasser

•2 TL Vanilleextrakt

•1/2 Tasse Kokosöl, geschmolzen

•1/2 Tasse Kokosmilch, ungesüßt

•2 TL Backpulver

•2 TL Backpulver

•3/4 Tasse Kakaopulver, ungesüßt

•1 Tasse Kokoszucker

•2 Tassen Mandelmehl

•1 TL Salz

Wegbeschreibungen:

1.Grease langsame Herd mit Kokosöl.

2.Kombinieren Sie alle Zutaten und fügen Sie sie dem langsamen Herd hinzu.

3.Cover langsame Herd mit Deckel und kochen auf niedrig für 4 Minuten.

4.Erlauben Sie Kühlmischung für eine halbe Stunde.

5.Scoop die Mischung mit einem großen Löffel und Form in Kugeln.

6.Dienen und genießen.

Ernährung: Kalorien 289, Fett 26, Kohlenhydrate 11, Protein 7

CPSIA information can be obtained
at www.ICGtesting.com
Printed in the USA
LVHW080001070821
694500LV00003B/97